CONTRIBUTION A L'HISTOIRE CLINIQUE

DES

TUMEURS DU TESTICULE

PUBLICATIONS DU *PROGRÈS MÉDICAL*

CONTRIBUTION A L'HISTOIRE CLINIQUE

DES

TUMEURS DU TESTICULE

PAR

G. POINSOT

Chirurgien des hôpitaux,
Professeur agrégé de la Faculté de médecine de Bordeaux,
Membre correspondant et lauréat (prix Duval, 1873. — Prix Laborie, 1876)
de la Société de chirurgie de Paris.

PARIS

Aux bureaux du PROGRÈS MÉDICAL | V.A.DELAHAYE et Cie, Libraires-Éditeurs
6, rue des Écoles. | 23, Place de l'Ecole-de-Médecine.

1878

CONTRIBUTION

A

L'HISTOIRE CLINIQUE

DES

TUMEURS DU TESTICULE

Les faits qui ont donné l'occasion de publier ce travail sont susceptibles de jeter quelque jour sur un point important de l'histoire des tumeurs; ils peuvent servir à montrer quelle part doit être réservée aux résultats de l'examen microscopique dans la considération de l'avenir de telle ou telle production néoplasique. On y verra, d'une part, une tumeur à développement extrêmement rapide présenter, sous le microscope, les caractères bien tranchés d'une variété regardée comme le plus souvent bénigne; cependant, l'événement vient confirmer les appréhensions que le clinicien avait conçues dès la première vue, et le sujet succombe à la généralisation du mal. Chez le second malade, au contraire, caractères cliniques, constitution histologique, tout se réunit pour faire de la tumeur une de ces néoplasies malignes, dont la récidive est, pour ainsi dire, fatale. Qu'arrive-t-il? L'opération est suivie du meilleur résultat, et, aujourd'hui, plus de trois ans après le malade continue à jouir d'une santé parfaite. Le détail de ces deux observations va permettre de rendre plus frappante la singularité de chaque fait.

OBSERVATION I. — *Enchondrome développé en quinze jours chez un enfant de quatre ans. — Castration. — Absence de toute récidive locale. — Mort par généralisation.* — Le 20 mars 1875, M. Lat..., demeurant aux environs de Bordeaux, m'amena dans mon cabinet son jeune fils, âgé de quatre ans, sur l'état duquel il désirait avoir mon avis.

Dans les premiers jours du mois, la mère s'était aperçue que l'enfant portait souvent la main aux parties génitales, et, après quelques remontrances, elle voulut s'assurer s'il n'existait rien qui justifiât cette manière de faire inaccoutumée. Elle s'aperçut alors que la bourse gauche avait légèrement augmenté de volume. Un peu effrayée, bien-que l'enfant n'accusât aucune douleur, et croyant au développement d'une hernie, elle fit appeler aussitôt (4 mars) le médecin ordinaire de la famille, M. Cozic-Pénanguer, qui, après avoir examiné le petit malade, la rassura et conseilla simplement des applications de compresses trempées dans une solution résolutive. Cependant, la bourse augmenta de volume, et, à une deuxième visite, qui eut lieu cinq jours après, M. Pénanguer annonça qu'il y avait de l'eau dans l'intérieur de la bourse, et fit pressentir la nécessité d'une ponction. Celle-ci fut acceptée, en principe, mais remise, d'un commun accord, à une époque prochaine. Grande fut la surprise de la famille quand, dans une troisième visite, faite au bout de huit jours, M. Pénanguer déclara inutile toute ponction et ordonna d'appliquer sur la tumeur, devenue dure et grosse comme un œuf, un emplâtre de ciguë, qui devait demeurer en place un certain nombre de jours.

C'est sous l'influence de l'émotion produite par cette déclaration inopinée que M. Lat... s'est décidé à venir demander mes conseils.

Dès le début de l'examen, il devint évident pour moi que j'avais affaire à une production solide. La tumeur, du volume d'un gros œuf de poule, limitée à la bourse gauche, était absolument ovoïde, régulière, lisse, un peu aplatie dans le sens transversal; sa consistance était uniformément dure, résistante; en avant, seulement, on pouvait constater une sorte de fluctuation obscure. En aucun point la pression ne réveillait de douleur. La forme, la délimitation exacte de cette tumeur ne permettaient point de la confondre avec une hydrocèle, dont l'aspect est piriforme ou même cylindrique, et qui envoie, d'ordinaire, un prolongement plus ou moins notable vers l'anneau externe du canal inguinal. D'ailleurs, examinée par transparence, la tumeur ne se laissait nullement traverser par les rayons lumineux. La résistance, au toucher, fournissait un autre signe diagnostique, car elle n'eût été explicable, dans l'hypothèse d'une hydrocèle, que par une grande épaisseur des parois, absolument incompatible avec le rapide développement du mal. Cette incompatibilité n'existait plus pour l'hématocèle, mais il était impossible de retrouver, dans les antécédents, aucune violence traumatique exercée sur les bourses; les objections tirées de la forme et de la délimitation conservaient ici toute leur valeur; enfin, si l'hématocèle, par suite des dépôts fibrineux et des fausses membranes dont est tapissée la vaginale, peut bien acquérir une résistance notable, elle n'a jamais une dureté absolue, et, en tout cas, cette dureté est superficielle en avant comme en arrière, tandis que, chez notre malade, elle n'était perçue, en avant, qu'à travers une mince couche de liquide.

Mais, parmi les néoplasmes dont le testicule peut devenir le siége, auquel fallait-il s'arrêter? Ce diagnostic, si important au point de vue du traitement à instituer, et que l'examen isolé de la tumeur ne suffisait pas à établir, n'était guère rendu plus facile par la réunion des autres signes locaux et même par la considération de l'état général.

Voici les détails que je retrouve, à cet égard, sur mon cahier de notes :

« La peau qui recouvre la tumeur est saine et glisse aisément sur les parties sous-jacentes; elle est cependant distendue et sillonnée, à sa surface, de quelques vaisseaux volumineux. Les ganglions de l'aine ne sont point engorgés; des deux côtés, ils présentent le même aspect et le même volume. Le cordon est absolument distinct de la tumeur; il est facile de le saisir entre les doigts pour constater l'intégrité de ses éléments. Le testicule droit est normal; il est seulement remonté vers l'anneau, par suite du développement de l'organe congénère.

« La santé générale de l'enfant ne laisse rien à désirer; il est grand, bien développé, robuste. L'embonpoint est satisfaisant; et toutes les fonctions s'accomplissent avec une parfaite régularité. Il n'existe, dans la famille, aucun antécédent cancéreux; un oncle est mort de tuberculose pulmonaire. »

L'idée d'une hématocèle mise de côté pour les raisons déjà exposées, l'âge du malade, la marche de l'affection ne laissaient guère de place à une autre idée que celle de tumeur maligne. Il est vrai que cette hypothèse s'accordait mal avec l'excellence de la santé générale, mais le développement, si rapide de la tumeur, laissait le droit d'admettre que la néoplasie, bien que maligne, était jusqu'alors demeurée locale et n'avait pas eu le temps d'infecter l'économie. Je portai donc le diagnostic clinique de *cancer*, sans aller plus loin dans la détermination histologique de la production morbide, que je supposais cependant être de nature sarcomateuse.

Je fis part de mes craintes à M. Lat..., sans toutefois prononcer le mot redoutable qui répondait à ma pensée, et je ne lui dissimulai pas l'urgence absolue d'une intervention immédiate. Appréciant en même temps l'émotion légitime que devait lui causer cette annonce inattendue venant le surprendre au milieu de sa quiétude, je l'engageai à prendre le conseil de quelques confrères. Ceux-ci, au nombre de trois, émirent des avis un peu différents sur la nature du mal qui était soumis à leur examen : deux conclurent, comme je l'avais fait, à l'existence d'un cancer; un troisième, se basant sur la considération de l'état général et la rapidité même du développement de la tumeur, sur la préexistence d'un épanchement séreux, pencha pour une hématocèle. Tous trois, d'ailleurs, furent unanimes à reconnaître la nécessité d'une opération.

Le 24 mars, je fus, sur ma demande, réuni en consultation avec M. le docteur Cozic-Pénanguer. J'eus alors la confirmation des renseignements qui m'avaient été fournis par la famille. Mon honorable confrère avait bien réellement constaté, au début, une tumeur élastique, rétinente, *parfaitement transparente*, et, dans l'espace d'une douzaine de jours, il avait vu la consistance de cette tumeur se modifier sans cause appréciable, sa dureté devenir extrême, la transparence disparaître. Bien que porté d'abord à croire à une hématocèle, les mêmes motifs qui avaient déterminé mon opinion, l'avaient empêché de s'arrêter à cette idée, et, dès ce moment, il était demeuré convaincu de la nature cancéreuse du mal.

Dans ces conditions, il ne pouvait y avoir entre mon confrère et moi aucune divergence sur le mode d'intervention à choisir. La castration fut décidée et proposée aux parents, qui l'acceptèrent aussitôt, tout en étant avertis de la possibilité d'une récidive.

L'opération eut lieu en présence de MM. Cozic-Pénanguer et Oré, le 26 mars, c'est-à-dire six jours après mon premier examen. Dans ce court espace de temps, la tumeur, sans doute sous l'influence des manipulations auxquelles avaient donné lieu des examens répétés, la tumeur avait notablement augmenté de volume, tant en largeur qu'en hauteur; dans ce dernier sens accroissement avait été assez marqué pour qu'elle arrivât jusqu'au voisinage de l'anneau inguinal externe. Les ganglions demeuraient toutefois indemnes.

Je commençai l'opération, suivant le conseil si pratique de M. Gosselin, en faisant une ponction exploratrice avec un trocart de trousse. Cette ponction donna issue à quelques gouttes de sang, ce qui, joint à l'impossibilité de faire mouvoir la pointe de l'instrument, donnait une confirmation nouvelle du diagnostic qui avait été porté vers le début.

La castration s'imposait, et j'y procédai aussitôt de la façon suivante : Une incision en raquette fut pratiquée sur la partie antérieure de la tumeur. Simple dans sa portion supérieure, elle se bifurquait en bas, de manière à circonscrire une certaine étendue de téguments que je me proposais de réséquer. J'eus soin de prolonger cette incision un peu en arrière, pour éviter la formation d'une poche, où pourraient stagner les produits de la suppuration. La peau ainsi divisée, j'isolai la tumeur des téguments, puis de la cloison du dartos, en ayant bien soin, alors, suivant le conseil de Chassaignac, de raser de près la tumeur, pour m'éloigner de cette cloison, qui peut renfermer des vaisseaux considérables.

L'hémorrhagie fut peu abondante; quelques artérioles de la peau, qui avaient été comprises dans l'incision, fournissant un peu de sang, j'y appliquai des pinces à pression continue. Je terminai l'opération par la ligature du cordon qui fut sectionné au-dessous. Je liai également les vaisseaux qui continuaient à donner après l'ablation des pinces.

Deux points de suture entortillée furent placés à l'extrémité supérieure de l'incision; je bourrai la plaie de charpie, après avoir eu soin de ramener vers la partie déclive les fils à ligature. De la charpie et des compresses imbibées d'eau froide complétèrent le pansement, que je maintins à l'aide d'une sorte de spica, dans la crainte que l'enfant, avec l'indocilité de son âge, ne dérangeât les pièces d'appareil et n'irritât la plaie.

Examinée deux heures après l'opération, la tumeur pesait 150 grammes. Elle offrait la forme d'un ovoïde régulier à grosse extrémité, dirigée vers le bas. Sa consistance était également dure, sa surface lisse, sans bosselures. A la partie supérieure et antérieure, il existe une petite tumeur, surajoutée à la principale; cette tumeur est plus molle, comme transparente, et l'incision en fait écouler une certaine quantité de liquide séreux; l'examen fait reconnaître que cet épanchement siége dans la vaginale; celle-ci est à peu près saine. Quant à l'épididyme, il a disparu dans l'ensemble de la masse morbide. Le cordon est sain et peut être suivi, dans une certaine étendue, à la partie supérieure et postérieure de la tumeur.

Sur une coupe, le tissu constitutif de la tumeur offre un aspect lisse, luisant, avec reflet blanc-bleuâtre. Cet aspect n'est pas absolument uniforme : les parties, brillantes, nacrées, se montrent sous forme de plaques arrondies, de dimensions variables, isolées les unes des autres par des faisceaux d'apparence fibrillaire. Le grattage ne fait point écouler de suc.

La pièce fut remise à M. le docteur Vergely, professeur-adjoint de l'Ecole de médecine, qui voulut bien se charger de l'examen microscopique et m'en adressa les résultats. Je copie textuellement la note qui me fut remise : « En résumé, la masse de la tumeur est formée par du tissu cartilagineux. Les cellules cartilagineuses, dont quelques-unes seulement possèdent une capsule et qui, pour la plupart, sont larges, irrégulières, munies de prolongements, avec un ou plusieurs noyaux, sont réunies par groupes répondant aux lobules de la surface de section. Entre ces masses et les isolant, on rencontre du tissu fibreux abondant ; même, sur un point de la tumeur, ce tissu est presque seul, et c'est à peine si on aperçoit, dans l'interstice des fibres, quelques rares cellules. La disposition que je viens de décrire permet de porter le diagnostic anatomique de *fibro-chondrome.* »

Les suites de l'opération furent des plus simples. La réunion immédiate fut obtenue dans la partie supérieure de l'incision, où j'avais mis les points de suture; une suppuration abondante et de bonne nature s'établit, dès le deuxième jour, dans le reste de la plaie. Celle-ci ne tarda pas à bourgeonner rapidement; du huitième au douzième jour, toutes les ligatures tombèrent, et, en trois semaines, il ne restait plus qu'une plaie linéaire dont j'eus plusieurs fois à réprimer le bourgeonnement. Un mois après l'opération, la guérison était complète.

Il n'y avait pas eu la moindre menace de récidive locale, et la santé générale s'était maintenue parfaite.

La famille, tout entière à la joie d'un résultat que nos restrictions ne lui permettaient guère d'espérer, ne songea plus qu'à jouir sans réserve de cet enfant qui lui était rendu, et je perdis mon petit malade de vue.

Au mois de septembre suivant, Madame Lat... me ramenait son fils : depuis quelques jours, elle trouvait que le ventre augmentait de volume et qu'en un certain point il offrait une dureté extrême. La santé générale était toujours fort bonne. Cependant Madame Lat... s'était rappelé les craintes que nous avions exprimées au sujet de l'avenir, et elle venait en toute hâte me demander si vraiment elles s'étaient réalisées.

Voici ce que me révéla l'examen de l'enfant :

Embonpoint normal ; coloration rosée des téguments. Au

niveau de la cicatrice et du cordon, aucune tuméfaction ne peut être constatée. Les ganglions de l'aine sont normaux. Le ventre présente, dans l'hypochondre gauche, une voussure manifeste qui s'étend, d'une part, depuis la ligne médiane jusqu'au bord externe du carré des lombes, et, d'autre part, du rebord des fausses côtes, avec lequel elle paraît se continuer, jusqu'à la ligne ombilicale. Au niveau de la fosse iliaque, en enfonçant profondément les doigts dans la cavité pelvienne, on sent quelques nodosités qui doivent être des ganglions dégénérés. La respiration est normale; le malade ne tousse pas.

Je ne cachai pas à Madame Lat..., que je regardais comme au-dessus des ressources de l'art l'état de son enfant. En présence de ce pronostic, la famille décida de recourir à l'homéopathie et une seconde fois je cessai de voir mon malade. Trois semaines après, j'étais appelé de nouveau. Les promesses de l'homéopathe avaient été démenties par l'événement, et le malheureux enfant pâle, amaigri, exténué, était arrivé aux derniers moments de son existence. Le ventre s'était encore développé et contenait évidemment du liquide; la respiration était anxieuse, fréquente, entrecoupée par des quintes de toux petite et sèche. L'appétit était nul et il y avait de la fièvre vers le soir. La cicatrice continuait à être dans les meilleures conditions. La mort arriva dans les premiers jours d'octobre.

J'obtins à grand peine l'autorisation de faire l'ouverture du corps. J'y arrivai cependant et pus ainsi constater les lésions suivantes :

Le cordon était sain à partir de la cicatrice, dans une étendue de 4 centimètres ; en ce point commençait une sorte de cordon fibreux, dur, résistant, formé bien évidemment par un ou plusieurs lymphatiques remplis de matière cancéreuse. Ce cordon aboutissait à une tumeur demi-molle, élastique, qui n'était autre qu'un ganglion lombaire hypertrophié. Tous les ganglions de la région avaient subi une altération analogue. La tumeur principale du ventre était constituée par la rate très-développée et présentant plusieurs nodules dont l'un avait le volume du poing. Les deux poumons étaient aussi parsemés de petites nodosités variant du volume d'un grain de maïs à celui d'une noisette. A l'examen microscopique, ces tumeurs secondaires furent reconnues comme étant de nature enchondromateuse : cette fois l'enchondrome avait revêtu la forme dite à *cellules ramifiées ou stellaires* (*myxo-chondrome*).

Ainsi se réalisèrent les appréhensions que m'avait inspirées, au premier examen, la marche si rapide de la tumeur. Un instant elles parurent démenties par l'examen histologique. La néoplasie offrait ce type du chondrome fibreux que Billroth a professé être constamment bénin (1), et si l'acuité du développement constituait un signe pronostique fâcheux, la délimitation de la tumeur, l'intégrité du cordon et des ganglions, la conservation de la santé générale étaient bien de nature à faire admettre comme probable la bénignité de l'affection. Toutefois, je regardai ces signes comme secondaires et je maintins mon opinion première, en me basant uniquement sur le mode de développement : il annonçait une puissance formative qui ne pouvait être liée qu'à une extrême malignité. J'avoue même que la nature cartilagineuse de la tumeur était loin de constituer pour moi un signe rassurant. Sur huit (2) observations d'enchondrome *pur* réunies par M. Dauvé dans son remarquable mémoire, « le résultat n'est pas connu chez un malade, le dernier opéré est encore à l'hôpital ; trois opérés sont sortis guéris de l'hôpital et n'ont pas donné de renseignements ultérieurs. Enfin, trois sont morts : le premier avec des tumeurs dans les poumons et les lymphatiques du cordon ; le second avec des tumeurs secondaires contenant du cartilage et ayant perforé le duodénum ; le cinquième cinq mois après l'opération, avec des symptômes inexpliqués du côté des organes respiratoires (3). » En résumé, sur trois malades suivis pendant

---

(1) Billroth. — *Eléments de pathologie chirurgicale générale* (trad. franc.), p. 710.

(2) Il ne s'agit ici que de l'enchondrome pur, c'est-à-dire des tumeurs dans lesquelles l'élément cartilagineux ou fibro-cartilagineux se rencontre à l'exclusion de tous autres ou du moins avec une prédominance très-marquée. J'insiste sur ce point pour montrer que les faits rapportés par M. Conche dans sa thèse sur la *Maladie kystique du testicule*, et auxquels M. Desprès a fait allusion lors de la discussion soulevée à la Société de chirurgie par la présentation de mon mémoire, n'entrent point dans le cadre que je me suis tracé.

(3) Dauvé. — *Sur l'enchondrome du testicule* (*Mém. de la Société de chirurgie*, 1868, t. VI, p. 361).

cinq mois, il y a eu trois morts. Depuis 1862, cinq observations d'enchondrome du testicule ont été publiées. La première en date appartient à Demarquay (1) : il s'agissait d'une tumeur cartilagineuse ayant englobé toute la glande et dans l'épaisseur de laquelle se trouvait un kyste rempli par un caillot sanguin. La castration fut pratiquée et le malade sortit guéri. M. Maunoir a présenté, en 1873, à la Société anatomique (2), l'observation d'un malade chez lequel, six mois avant, on avait extirpé une tumeur « qui avait été prise pour une hématocèle et qui, à l'examen microscopique, fut reconnue pour un enchondrome dans lequel s'étaient développées de nombreuses cellules embryonnaires. » Il y avait à ce moment une récidive dans la cicatrice et le cordon. Un troisième fait, observé dans le service de M. Guyon, a été rapporté par M. Zambianchi (3).

Le sujet, âgé de 39 ans, avait été soigné pendant plusieurs mois pour une orchite : l'examen microscopique, fait par MM. Rendu et Coyne, démontra un enchondrome fibreux. Le malade fut d'ailleurs perdu de vue. Il en fut de même de celui dont M. Adam a publié l'histoire dans sa thèse inaugurale (4). La tumeur était cartilagineuse dans sa plus grande étendue, mais çà et là existaient de petits kystes ; cependant M. Adam pense qu'il s'agit bien d'un enchondrome pur et les détails anatomiques paraissent venir à l'appui de cette opinion. Au contraire, M. Théophile Anger, ayant enlevé un enchondrome testiculaire chez un homme de 43 ans, a vu, deux ans après, son opéré dans un état de santé parfaite. De ces cinq malades, deux

---

(1) *Union médicale*, 1862, n° 28, p. 447.
(2) *Bulletins de la Société anatomique*, 1873, p. 769.
(3) *Ibid.*, 1874, p. 592.
(4) Adam. — *Sur l'enchondrome du testicule*. Paris, th. inaug. 1876, n° 322.

seulement ont donc été suivis, et la récidive a eu lieu une fois. En réunissant les observations du mémoire de M. Dauvé à celles qui lui sont postérieures et en y ajoutant la mienne, j'arrive à un total de quatorze faits, sur lesquels six malades, suivis plus de six mois, ont donné quatre morts par infection et une récidive locale, dont l'avenir n'est point connu. Notez que, dans quatre cas (ceux qui ont donné lieu à une infection viscérale), le tissu cartilagineux était mêlé à une quantité plus ou moins grande de tissu fibreux : on avait donc eu affaire à la forme dite bénigne. On reconnaîtra cependant que, si on donnait le nom de cancer à toute tumeur maligne (et au point de vue clinique la légitimité de cette division peut être facilement défendue), on devrait appeler celle-ci cancer cartilagineux. Il est permis alors de s'étonner que quelques auteurs placent l'enchondrome au premier rang des productions comportant un pronostic favorable. « L'enchondrome du testicule, dit entre autres Humphry, entraîne le même pronostic et nécessite le même traitement que la maladie kystique (1)... Celle-ci est en elle-même de nature bénigne ; elle se limite d'ordinaire à un testicule, et, quand il en est ainsi, le malade peut *vivre des années* après la castration, et même avoir des enfants (2). » Malheureusement, l'expérience n'a pas confirmé cette vue pronostique : loin de demeurer limité à l'organe où il se développe, l'enchondrome possède assez souvent des propriétés infectieuses, et il semble même qu'il acquiert, dans le testicule, une malignité toute spéciale. Virchow, qui signalait le fait dès 1849, y a fortement insisté dans son *Traité des tumeurs*. « Les enchondromes, tant des os que des parties molles, possèdent, dit-il, des propriétés infectieuses, et on fera bien par suite,

---

(1) *Holmes's System of Surgery*, t. V., p. 138.
(2) *Ibid.*, p. 135.

dans la règle, d'extirper ces tumeurs, quand elles seront tangibles, aussitôt et aussi complétement que possible. On ne peut, jusqu'à présent, fixer de limite entre les enchondromes qui sont ou non infectieux, de bonne ou de mauvaise nature. Les formes molles sont, en tout cas, plus dangereuses que les dures ; mais la différence n'est pas tout à fait tranchée. La nature de l'organe affecté semble avoir une grande importance dans la question, notamment par sa richesse en vaisseaux sanguins et lymphatiques, circonstance qui ressort avec évidence précisément dans les testicules (1). »

Bien que l'existence d'un cancer du testicule chez un sujet de l'âge du nôtre n'ait rien d'exceptionnel (en comprenant sous la dénomination de cancer toutes les néoplasies ayant une tendance à infecter l'économie), cependant la rareté de semblables faits est assez grande pour que, même à ce seul point de vue, l'observation précédente offre un suffisant intérêt. C'est à peine si, en compulsant les différents recueils ou mémoires, nous avons pu recueillir seize faits de cancer du testicule dans le jeune âge. Ils sont dus à Langstaff, Blizard, Earle (2), Athol Johnson (3), Dupuytren, Colson, Bryant, Holmes, Prestat (de Pontoise), Giraldès (4), Depaul (5), Verneuil et Desprès (6). La plupart des enfants avaient de un à cinq ans; le sujet de Depaul était âgé de dix mois, celui de Langstaff de sept mois seulement. Humphry nous apprend encore, d'après Curling, qu'il existe au musée du collége des chirurgiens de Londres une pièce d'encéphaloïde du testicule provenant

(1) Virchow. — *Traité des tumeurs* (trad. franç.), t. I, p. 526.
(2) Curling. — *Traité des maladies du testicule* (trad. de Gosselin), p. 388.
(3). *Transactions of pathol. Soc.*, t. XI, p. 161-165.
(4) Giraldès. — *Leçons cliniques sur les maladies chirurgicales des enfants*, recueillies par Bourneville, E. Bourgeois et G. Bouteillier, p. 524.
(5) *Bulletins Société de chirurgie*, 1876, p. 382.
(6) *Ibid.*, 1878, séance du 20 mars.

d'un enfant du même âge (1). D'autre part, Guersant affirme avoir observé, dans sa pratique, au moins une dizaine de cas de cancer du testicule chez de très-jeunes enfants, dont quelques-uns avaient moins d'un an (2). Cette assertion tendrait à démontrer que la rareté du cancer testiculaire, à cet âge, est moindre qu'on ne le suppose; mais elle se trouve en opposition avec les résultats statistiques publiés par H. Ludlow, qui, sur 51 cas, n'en compte que 5 chez des sujets au-dessous de cinq ans.

Chez l'enfant, comme chez l'adulte, la castration, dans les cas de tumeur maligne, donne des résultats peu favorables. La fréquence réelle des récidives ne peut guère être évaluée d'une manière certaine, car le plus souvent les malades sont perdus de vue ; mais ce que l'on sait des sujets dont les traces ont pu être retrouvées autorise le pronostic le plus grave. Le malade d'Earle mourut d'un cancer développé dans le cerveau et dans d'autres organes. Celui de Langstaff ne survécut que six mois, et à l'ouverture de son corps, on trouva les ganglions, les poumons et la dure-mère atteints de dégénérescence cancéreuse. Les deux opérés d'Athol Johnson eurent le même sort : il n'est pas sans intérêt de remarquer que, chez l'un d'eux, l'examen microscopique avait fait croire à une tumeur bénigne (fibro-nucleated tumour). Les deux opérés, cités par Verneuil, succombèrent rapidement. A cet égard, la statistique de Guersant fournit un enseignement sérieux : sur six cas opérés, il a perdu un malade de dix-huit mois par des convulsions, trois jours après l'opération. Un malade ne put être revu; chez les quatre autres, il y eut récidive soit dans les ganglions de l'aine, soit même dans les ganglions profonds. Cette léthalité presque constante sou-

---

(1) *Holmes's Systém of Surgery*, t. V, p. 142.
(2) *Bullet. gén. de thérapeutique*, 1865, t. LXIX, p. 407.

lève une importante question de pratique souvent agitée à propos du cancer en général : une intervention chirurgicale est-elle légitime, alors qu'elle présente si peu de chances de succès ? Pour le cancer du testicule, comme pour celui des autres régions, la réponse ne saurait être douteuse, et l'opération s'impose pour plusieurs motifs. D'abord, le diagnostic n'acquiert pas toujours une certitude absolue , et en bonne chirurgie cette hésitation ne permet pas de s'abstenir. Comme nous le verrons plus tard, la récidive, si elle est vraiment la règle, a pu ne pas se produire dans des cas exceptionnels qui ne sauraient être prévus à l'avance. Enfin, lorsqu'elle a eu lieu, elle a pu ne se manifester qu'après un temps assez long : c'est ainsi que, dans une statistique de Ludlow, comprenant vingt-trois faits, quatorze fois la repullulation du mal s'est faite seulement après dix-huit mois ou plus. Bien souvent, au contraire, la marche du cancer abandonné à lui-même a été plus rapide et on peut citer des cas où la maladie a entraîné la mort en quatre mois à partir du moment où elle fit sa première apparition dans le testicule (1). Il est probable, vu les progrès si prompts de la néoplasie, que, chez mon petit malade, la terminaison fatale n'eût pas attendu davantage, si même elle eût atteint ce terme. L'intervention doit naturellement rencontrer des contre-indications, mais je ne crois pas qu'aucun chirurgien hésite à pratiquer la castration « lorsque la tumeur est nettement limitée à la cavité de la tunique albuginée intacte ; lorsque le cordon spermatique est sain, que les ganglions lombaires ne semblent pas hypertrophiés, que l'état général est satisfaisant ; enfin, lorsqu'aucun membre de la famille n'a offert d'accidents cancéreux (Giraldès). » Telles étaient précisément les conditions exactes qui se trouvaient réunies chez mon opéré.

---

(1) *Medical Times and Gazette*, vol. XIX, p. 258.

Il est, dans les résultats fournis par l'examen microscopique, un point qui mérite d'appeler l'attention, à cause de sa singularité. L'infection, au moins dans le début, se fit par les lymphatiques, mais ces vaisseaux ne se montrèrent altérés qu'à une certaine distance de la cicatrice : sur une étendue de quatre centimètres, l'examen microscopique fit voir que tous les éléments du cordon étaient sains. Au contraire, chez les sujets observés par Paget, par Dauvé, la dégénérescence des vaisseaux commençait à partir de la cicatrice. Le fait est donc exceptionnel, mais il n'est pas sans précédents, car Humphry nous apprend qu'il existe, dans le musée de l'hôpital Saint-Thomas de Londres, une pièce analogue dans laquelle le cordon, demeuré sain sur une étendue d'un pouce et demi (5 cent.) au-dessus du testicule, présentait à partir de ce point des noyaux cancéreux (1).

J'arrive maintenant à mon second fait.

Observation II. — *Carcinome du testicule. — Castration. — Guérison maintenue après trois ans et demi.* — Vers le commencement de l'année 1874, M. A..., marchand boucher, consulte mon collègue et ami, le Dr Berruyer, pour une tumeur de la bourse gauche, dont le début remontait à deux ans environ. Le malade, en se croisant les jambes, comprima le testicule: il s'ensuivit aussitôt une douleur fort vive qui persista deux ou trois jours. La bourse se tuméfia, devint rouge, pesante, puis tous ces symptômes disparurent et il ne resta plus qu'une tuméfaction légère, avec un point induré. Comme cet état n'entraînait aucune incommodité, M. A... n'y porta point attention; il se contenta de s'astreindre à l'usage d'un suspensoir et d'employer quelques pommades fondantes. En février 1874, sans cause appréciable, le testicule devint encore le siége de douleurs assez vives; la tuméfaction fut moins rapide, mais persistante et progressive, la peau demeurant absolument indemne. Le malade, voyant la bourse augmenter d'une manière continue, finit par prendre peur et se décida à demander un conseil médical.

---

(1) *Holmes's System of Surgery*, t. V, p. 145 (note)

Bien que le malade niât absolument tout antécédent syphilitique, le Dr Berruyer, après avoir écarté l'idée d'une tumeur liquide, conseilla l'iodure de potassium à hautes doses : il prescrivit également des frictions iodurées sur la tumeur. Ce traitement fut suivi trois mois avec régularité, puis, comme il n'en résultait aucune amélioration mais qu'au contraire dans les derniers temps le testicule avait presque doublé de volume et que les douleurs étaient par instant fort vives, le Dr Berruyer laissa entrevoir la nécessité probable d'une intervention chirurgicale. C'est alors qu'il me fit l'honneur de m'appeler en consultation.

Voici ce que je constatai dans cet examen :

M. A... est âgé de 42 ans ; il est marié et père de deux enfants. C'est un homme de taille moyenne, possédant un certain embonpoint, mais d'ailleurs fort robuste ; tempérament très-nerveux ; santé ordinaire bonne. Il n'existe pas dans la famille d'antécédents cancéreux. Le testicule droit est sain ; il est un peu remonté vers l'anneau.

La bourse gauche est volumineuse et remplie par une tumeur rénitente, élastique dans sa plus grande étendue, donnant même sur certains points une sensation de fluctuation, tandis que, sur d'autres, la résistance est ligneuse. Cette tumeur, qui présente le volume du poing, est ovoïde, à grand diamètre dirigé de haut en bas ; son extrémité supérieure approche de l'anneau, mais il est encore possible d'isoler le cordon que le toucher fait reconnaître sain. Il n'existe point de transparence, et la tumeur présente, quand on la soulève, cette pesanteur qu'on a voulu croire caractéristique des productions solides du testicule. La pression ne réveille aucune douleur. La peau qui recouvre la tumeur est intacte ; on n'y trouve point de vaisseaux volumineux, variqueux. Les ganglions de l'aine sont normaux des deux côtés.

Le diagnostic était embarrassant. Sans doute le mode de développement de la tumeur qui avait d'abord grossi lentement, mais d'une manière progressivement continue, pour prendre tout à coup un accroissement relativement considérable, l'absence de douleur à la pression dans tous les points de la tumeur, ne permettaient point de penser à une orchite chronique : sans doute, en présence de la conservation de l'état général, de la limitation du mal, en présence de l'intégrité de la peau malgré la durée de l'affection, on ne pouvait admettre qu'on eût affaire à un sarcocèle tuberculeux, et l'inefficacité du traitement spécifique suivi avec assiduité démontrait qu'il ne s'agissait pas davantage d'une lésion syphilitique. Pouvait-on, avec plus de fondement, conclure à l'existence d'une hydrocèle ancienne à parois épaissies ; mais la résistance est moins grande, la légèreté est caractéristique et tout à fait différente de la sensation de poids que donnait la tumeur ; enfin à aucun moment on n'avait constaté ni fluctuation, ni transparence. Si l'on se rangeait à l'hypothèse d'une tumeur liquide, l'hématocèle seule était susceptible de présenter le tableau clinique qui s'observait chez notre malade : même la dureté partout superficielle de la tumeur alors que, d'après Gosselin, « dans les tumeurs solides il y a toujours quelque endroit, particulièrement en avant, au niveau duquel on déplace une couche de liquide, avant de rencontrer la résistance du testicule », son indolence prolongée, d'une part, et d'autre part l'état sain du cordon et des ganglions inguinaux, la santé générale demeurée parfaite, donnaient plus de motifs d'admettre une hématocèle avec vaginalite exsudative et pseudo-membraneuse, qu'une néoplasie maligne.

Une ponction exploratrice devait mettre fin à tous les doutes. Je la pratiquai avec un trocart de trousse : elle ne donna lieu qu'à l'issue de quelques gouttes de sang, et je sentis parfaitement que la pointe de l'instrument pénétrait dans un tissu dense, résistant. Nous avions donc affaire à une tumeur solide, et le diagnostic par exclusion auquel nous nous étions livrés nous autorisait à la regarder comme étant de celles dont l'extirpation ne saurait être différée.

Le malade, prévenu de l'urgence d'une opération, l'accepta en principe, mais demanda à prendre l'avis d'autres chirurgiens. En conséquence une consultation nous réunit, le Dr Berruyer et moi, avec MM. les docteurs Oré et Labat. Ces confrères partagèrent notre avis sur la nature du mal, et, après quelques réserves sur l'avenir, jugèrent l'opération indispensable.

Il n'y avait plus aucun motif de la retarder, et elle eut lieu le lendemain de la consultation (20 mai 1874).

Le malade étant chloroformé, une incision, comprenant toute l'épaisseur des parois du scrotum, est pratiquée sur la partie antérieure de la tumeur et prolongée un peu en arrière. La pression pratiquée fait alors saillir la masse du testicule dégénéré, qui est facilement détachée de ses adhérences. Le cordon, que l'on reconnaissait, est étreint dans une ligature et sectionné au dessous. L'hémorrhagie est peu abondante, cependant on applique deux ligatures sur les petites artérioles de la cloison. Ces fils, ainsi que celui du cordon, sont ramenés vers la partie déclive. Trois points de suture réunissent la partie supérieure de l'incision : la peau est, dans le reste de son étendue, bourrée de charpie. Pansement avec charpie à plat et quelques compresses que l'on recommande d'arroser avec de l'alcool camphré coupé d'eau.

La tumeur, après son extirpation, mesurait 12 cent. de long sur 7 cent. de large ; elle pesait 392 grammes. Elle est parfaitement limitée et enveloppée de toutes parts par la vaginale dont il est impossible de séparer les deux feuillets, adhérents l'un à l'autre par de fausses membranes. La tumeur est ovoïde, à surface lisse, sans bosselures ; la consistance n'est pas uniforme sur tous les points, et de loin en loin on constate une fausse fluctuation. Le cordon est sain dans tous ses éléments; il peut être suivi dans une certaine étendue sur la surface postéro-supérieure de la tumeur, où il se perd.

Sur une coupe pratiquée suivant le grand axe de la masse, l'albuginée paraît intacte, mais amincie. L'épididyme est confondu dans la masse de la tumeur. Celle-ci est formée par un tissu d'aspect blanchâtre, dense et résistant sur certains points, jaune et ramolli sur d'autres. Le râclage permet de recueillir une grande quantité de suc opalescent.

A l'examen microscopique, ce tissu est constitué par des travées très-fines, adénoïdes, formant de petits alvéoles que remplissent une foule de cellules rondes à noyau volumineux et clair. Dans la partie où le tissu offrait la plus grande densité les travées sont plus épaisses, et les cellules volumineuses présentent différents prolongements. Il s'agissait donc d'un carcinome qui, par sa richesse en cellules, la délicatesse de son stroma fibreux, appartenait bien évidemment à la variété « encéphaloïde ».

Eclairés dès lors sur la nature véritable de la néoplasie que, malgré certains signes, l'absence de tout accident général ou de voisinage nous avait empêché de juger absolument maligne, nous fîmes part à la famille de nos inquiétudes sur l'avenir et annonçâmes la probabilité d'une récidive.

Cependant les suites immédiates de l'opération furent bonnes : il n'y eut pas de douleurs ; la réaction fut modérée. Dès le deuxième jour la suppuration s'établit avec abondance et au sixième la plaie était réunie dans sa partie supérieure. Ce même jour les ligatures des vaisseaux tombèrent spontanément. A ce moment, le Dr Berruyer, qui avait jusque-là dirigé seul le traitement, fut obligé de quitter Bordeaux et me confia le soin de voir l'opéré.

Dès ma première visite (27 mai), celui-ci accusa, au niveau du cordon, une douleur analogue à celle qu'il éprouvait dans le testicule avant l'opération. J'examinai aussitôt la région et trouvai, au niveau du canal inguinal, une tuméfaction du volume d'une noisette, un peu oblongue suivant la direction de ce conduit, peu douloureuse à la pression mais d'une grande consistance. A cette vue, mes inquiétudes devinrent vives, et je ne doutai plus d'une récidive locale. Pour satisfaire le malade, je prescrivis des frictions iodurées, mais sans compter le moins du monde sur un résultat favorable.

Dans cet intervalle, la tuméfaction s'accrut et atteignit

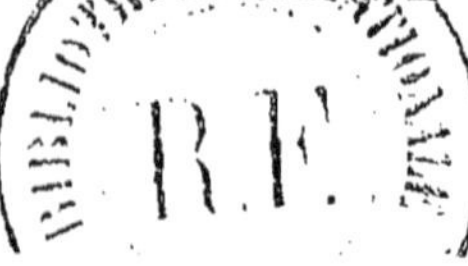

bientôt le volume d'une noix. Sentant combien ma responsabilité était grande vis-à-vis d'un malade dont je n'étais chargé que par *interim*, j'appelai en consultation les mêmes chirurgiens qui avaient déjà vu M. A... Leur opinion fut conforme à la mienne, et la famille fut officiellement avertie que nos craintes s'étaient réalisées et que la maladie revenait sur place. Cependant le bourgeonnement continuait dans de bonnes conditions; la plaie se comblait activement, la suppuration, un peu diminuée d'abondance, présentait le caractère le plus louable.

Le 12 juin, la ligature du cordon se sépare et peut être enlevée. Le 17 juin, la plaie était presque entièrement comblée et la peau seule restait à cicatriser.

A partir de ce moment la tuméfaction du cordon commence à diminuer, les douleurs disparurent et le 30 juin, M. A... pouvait être considéré comme entièrement guéri. Il fut pendant quelque temps tenu à un régime tonique, ferrugineux et à l'usage de pilules de ciguë. Débarrassé de toute préoccupation au sujet de sa santé, il reprit ses occupations, qui sont nombreuses, avec la même activité qu'il y déployait autrefois.

J'ai pu suivre M. A .., dont je suis devenu le médecin ordinaire, depuis le départ de mon collègue le Dr Berruyer. Sa santé est parfaite ; il n'existe aucune tuméfaction, aucune douleur du côté de la cicatrice, ni du cordon. Les ganglions sont normaux. En juin 1877, trois ans après l'opération, M. A... est devenu père d'un beau garçon.

Si mes tristes prévisions, un instant déconcertées par les résultats de l'examen microscopique, se réalisèrent malheureusement dans leur entier chez mon premier malade, elles furent, cette fois, démenties par l'événement, alors que la nature du mal semblait annoncer une malignité toute spéciale, et que ce pronostic fatal avait un moment paru trouver sa confirmation dans les accidents locaux développés à la suite de l'opération. Certes, quand le cordon commença à se tuméfier, quand le malade accusa à ce point les mêmes douleurs dont s'était accompagné le développement de la tumeur primitive, il n'est pas un chirurgien qui n'eût accepté l'idée d'une récidive : telle fut, en effet, l'opinion à laquelle se rangèrent ceux que j'appelai en consultation. Et cependant, il ne s'agissait que d'une tuméfaction inflammatoire due à l'étranglement du cordon par la ligature en masse. Cette hypothèse ne me vint pas immédiatement à l'esprit : se fût-elle présentée, je l'eusse écartée tout aussitôt pour me rattacher au cas le plus probable, celui d'une récidive immédiate.

La guérison d'un cancer vrai (et le microscope ne nous avait pas permis le moindre doute à cet égard) est, en effet, tellement improbable qu'il n'était guère possible de la faire entrer en ligne de compte: elle se produisit cependant et aujourd'hui, plus de trois ans et demi après l'opération, M. A., continue à demeurer exempt de tout accident consécutif. Mais faut-il ne voir dans cette immunité inattendue qu'un répit momentané accordé par le mal ou une guérison définitive ? La réponse à cette question ne saurait être formulée d'une manière absolue. Il n'est pas sans exemple que l'affection cancéreuse, après un répit de plusieurs années, reparaisse tout à coup dans un ou plusieurs organes et entraîne la mort d'un sujet que l'on regardait comme à l'abri de tout danger. Ce retour peut avoir lieu au bout d'un laps de temps considérable, et Ludlow, dans la statistique déjà citée, fait entrer un cas où la récidive ne se montra qu'après dix ans. Toutefois, c'est là un fait exceptionnel qui ne saurait fournir une base d'appréciation, et d'autre part on compte, dans la science, des faits bien authentiques où la guérison s'est maintenue au-delà même de ce terme ultime.

Un malade de Curling demeurait guéri plus de dix ans après l'opération, et un malade de César Hawkins, revu au bout de douze ans, n'avait pas été moins heureux (1). Il est encore possible de rapporter d'autres faits, qui, bien qu'observés dans un moindre laps de temps, ne laissent pas que d'être intéressants à mon point de vue. Behring, de Hanovre, donne l'histoire de quatre malades opérés par

(1) Curling, *loc. cit.*, p. 401.

Rust, Langenbeck et Hagedorn (de Stade) et qui ne présentaient aucune trace de récidive, deux au bout de cinq ans, un au bout de trois ans, et le quatrième au bout de deux ans (1). Brodie apprit qu'un de ses opérés était bien portant quatre ans après l'opération. Velpeau signale un malade comme guéri au bout de six ans (2). Au bout du même laps de temps, un malade auquel Cock avait enlevé le testicule pour un cancer médullaire, était en bonne santé et partait pour l'Australie (3). Humphry a revu, au bout de quatre ans, un malade ayant subi la castration pour une tumeur de même nature (4).

Un officier de marine, opéré par Demarquay, d'un sarcome à petites cellules, allait très-bien au bout de quatre ans. Un garçon de magasin, ayant subi la castration en 1861 et revu par M. Desprès en 1875, ne présentait aucun accident. Enfin, deux opérés de M. Desprès, observés au bout de trois et deux ans, n'avaient pas été moins heureux (5).

De tels résultats, il faut en convenir, sont de nature à rendre le chirurgien moins hésitant à intervenir, même dans le cas d'une tumeur que tout l'autorise à juger maligne. Sans doute, au bout de quatre ans, six ans, la récidive est encore possible, mais n'eût-on obtenu d'autre résultat que de conserver pour ce temps, au malade, l'existence dans les conditions de la santé normale, est-ce donc là un mince encouragement? Je crois avoir raison d'insister sur ce fait, car quelques chirurgiens, découragés par les insuccès qui ont marqué le début de leur pratique, renoncent plus tard à opérer, privant ainsi leurs malades

---

(1) Curling, *loc. cit.*, p. 402.
(2) Velpeau. *Traité des maladies du sein*, 2e édition, p. 50.
(3) *Med. Times and Gazette*, vol. XIX, p. 287.
(4) Holme's. *System of Surgery*, t. V, p. 145.
(5) *Bulletin de la Société de chirurgie*, 1878, 20 mars.

des résultats possibles, bien que rares, de l'intervention chirurgicale. D'ailleurs, les signes cliniques, pas plus que les résultats de l'examen microscopique, ne donnent une certitude absolue sur la nature et l'avenir de la tumeur en examen. Quelquefois, le chirurgien trouve réunis tous les symptômes qui ont été donnés comme caractéristiques d'une tumeur cancéreuse, et, après l'opération, son étonnement est grand de s'apercevoir que ce diagnostic était absolument erroné.

Il est vrai que cette sécurité, si bien assise en apparence sur un examen direct du mal, pourra aussi être trompée, une lésion de nature essentiellement maligne se cachant sous une autre que tout le monde s'accorde à déclarer peu grave et qui seule a attiré l'attention. Ce dernier ordre de faits vient encore à l'appui de ce que je disais au début touchant l'importance extrême qu'il convient d'accorder à la marche clinique, au mode de développement d'une tumeur dans la détermination de sa nature véritable.

Le lecteur trouvera, dans l'observation suivante, un exemple de ces faits exceptionnels.

Observation III. — *Hématocèle vaginale combinée avec une tumeur du cordon de nature suspecte. — Castration. — Guérison de l'opération. — Généralisation cancéreuse au bout d'un mois et demi.* — Le 4 mars, je fus prié par M. D... de lui donner mes soins pour un gonflement du testicule droit.

M. D..., âgé de 32 ans, d'une constitution athlétique, est malade depuis deux mois environ. A cette époque, il s'aperçut de l'existence d'une petite grosseur, du volume d'une noisette, dans la bourse gauche. Cette nodosité était dure, indolente; elle ne gênait nullement le malade dont l'attention fut attirée d'une manière fortuite.

Cette tumeur grossit peu à peu et finit par acquérir le volume d'un gros œuf. Préoccupé de cet état, M. D... appela son médecin ordinaire qui lui prescrivit des préparations iodurées intus et extra. Ce traitement demeura sans résultat : la tumeur continua à s'accroître bien que lentement; enfin, M. D... supposa qu'une intervention chirurgicale pouvait devenir nécessaire et me fit appeler pour le débarrasser de sa tumeur.

Celle-ci était alors grosse comme le poing d'un enfant. Elle était parfaitement régulière, ovoïde ; la pression était douloureuse en certains points. La dureté de la tumeur était assez marquée et uniforme dans toute son étendue ; en avant seulement, il semblait exister une fluctuation analogue à celle produite par une lame de liquide que le doigt devrait déplacer avant d'arriver sur la tumeur véritable. La peau était saine, bien qu'irritée par les topiques employés antérieurement ; elle se déplaçait facilement sur la tumeur ; d'assez grosses veines la sillonnaient. Le cordon était absolument indemne. Comme je l'ai dit, M. D... est un homme très-robuste, et sa santé ne paraissait avoir reçu aucune atteinte fâcheuse. Interrogé au point de vue des antécédents morbides, il nie toute infection syphilitique et même tout accident vénérien. Quant à l'origine de la tumeur, il ne peut fournir sur ce point aucun renseignement : il ne s'est pas donné de coup, n'a fait aucun effort et affirme nettement qu'un mois avant il n'existait rien d'anormal dans la bourse droite.

Je portai le diagnostic de « tumeur solide, probablement de nature maligne. » Je ne pouvais, en effet, croire à une hydrocèle en l'absence de toute transparence et vu la dureté toute spéciale de la tumeur. Le mode du début et du développement de celle-ci, sa forme me paraissaient incompatibles avec une hématocèle. J'étais d'ailleurs, porté à admettre une tumeur solide par l'existence de la fluctuation à la partie antérieure. Ce premier pas fait dans la voie du diagnostic, il me devenait impossible de ne point accorder à la néoplasie une grande malignité, vu la rapidité de sa marche.

Le malade désirant avoir l'opinion d'un autre chirurgien, j'appelai en consultation M. le professeur Oré, dont l'opinion s'accorda de tout point avec la mienne. Je fis, en sa présence, une ponction exploratrice avec un trocart de trousse ; il ne s'écoula même pas de sang ; en faisant mouvoir la pointe de l'instrument, on percevait la résistance que donnerait une tumeur colloïde. Le trocart, ramené à l'extérieur, ne rapporta aucune parcelle de tissu morbide.

Le diagnostic de cancer paraissant trouver sa confirmation, l'opération fut proposée au malade qui demanda quelques jours pour réfléchir.

Je ne le revis plus jusqu'au 12 mars, époque où il me fit prier de venir le voir en toute hâte pour fixer le jour de l'opération. Je trouvai, en arrivant près du malade, l'état de choses singulièrement modifié. Le lendemain de la consultation, M. D..., dissuadé par ses parents de se faire opérer, s'était à leur instigation, laissé appliquer, sur la partie antérieure de la tumeur, une large plaque de pâte de Vienne. Dès ce moment il avait éprouvé de très-vives douleurs qui avaient gagné la région inguinale et le privaient de tout sommeil. En même temps la tumeur avait sensiblement augmenté de volume ; le cordon, jusque là sain, s'était pris et avait bien le volume du pouce. Cette tuméfaction se perdait dans la fosse iliaque. Le malade avait un peu maigri, l'appétit était absolument nul ; aucun mouvement fébrile.

Dans ces conditions, je crus devoir refuser, au moins momentanément, l'intervention demandée. Je pensai, en effet, qu'il s'agissait d'un envahissement brusque du cordon par la néoplasie, qu'expliquait l'irritation produite par l'application intempestive du caustique. Cependant le gonflement du cordon pouvait aussi être purement inflammatoire : sans que cette dernière hypothèse me parût très-plausible, j'instituai un traitement antiphlogistique (cataplasmes émollients, onctions mercurielles sur la région inguinale, sangsues) ; sous l'influence de ces moyens, les douleurs du cordon se calmèrent, mais le gonflement persista tout en se limitant aux environs de l'anneau inguinal.

M. D..., tourmenté par des douleurs testiculaires et désespéré des suites de son imprudence, réclamait à grands cris une opération. Bien que fort peu confiant dans le résultat, et après avoir fait part à la famille des craintes que j'avais au sujet d'une prompte récidive, je pratiquai la castration le 26 mars.

L'opération fut faite sous un nuage phéniqué. Une incision elliptique, comprenant l'ulcération laissée par l'eschare, mit à découvert la partie antérieure de la tumeur que j'énucléai presque complétement avec les doigts : je ne me servis du bistouri que pour l'isoler de la cloison du dartos. Je dégageai le cordon sur une assez grande hauteur et arrivai au-dessus de l'anneau inguinal que je débridai : j'incisai alors les enveloppes du cordon, le mis à nu, et, après l'avoir séparé en deux moitiés, je liai chacune d'elles avec le catgut.

Je liai également avec le catgut une artère cutanée et quatre artérioles de la cloison.

Une mèche *en crin de cheval* fut placée au fond de la plaie pour servir de drain. Trois points de suture profonde recouvrent la plaie dans sa profondeur; la peau fut exactement affrontée avec des points de suture entrecoupée ; je me servis pour cette suture de crin de cheval. La suture profonde fut faite avec un fil d'argent fixé sur des bouts de sonde.

La plaie fut recouverte d'un morceau de soie huilée jouant le rôle de *protective;* par dessus j'appliquai un morceau de *boracic lint* (charpie anglaise trempée dans une solution concentrée d'acide borique), et d'épais gâteaux de charpie trempée dans une solution phéniquée au 40°. Le tout fut recouvert d'un taffetas gommé, préalablement lavé dans la solution, et assujetti par des bandes.

Le malade remis dans son lit, j'examinai aussitôt la tumeur. Quelle ne fut pas ma surprise quand, l'incisant par la moitié, je tombai dans une cavité limitée par des parois cartilagineuses et remplie de caillots où l'inflammation avait commencé à naître ; çà et là apparaissait du pus. Les parois étaient tomenteuses, couvertes de fausses membranes. Le testicule était lie de vin, très ramolli, comme diffluent. Quant au gonflement du cordon, il se présentait sous forme d'un noyau lardacé attenant à la partie supérieure de la tumeur : l'examen microscopique n'y *parut* révéler que des granulations inflammatoires. Les suites de l'opération furent des plus simples. A aucun moment le malade n'eut de fièvre ; le pouls ne dépassa pas 80°, et la température resta à 37°.

Le 28 mars, je défis le pansement. Bien qu'il se fût écoulé une certaine quantité de sérosité sanguinolente, la seule odeur que l'on pût percevoir était celle de la vieille graisse. Il n'y avait pas de suppuration. La réunion de la peau paraissait complète, sauf à la partie supérieure où le point de suture avait manqué. La suture profonde paraissant étrangler les tissus, je coupai les fils d'argent en les laissant en place. Même pansement. Le nuage phéniqué avait été entretenu autour de la plaie tout le temps qu'elle avait été exposée.

Le 30 mars, nouveau pansement. J'enlève les points de suture et la moitié du drain, ce qui s'opère avec la plus grande facilité. La réunion s'est maintenue. Absence totale de suppuration. 1er avril. Pansement. J'enlève le reste du drain. Le pansement est retardé jusqu'au 5 avril. A ce moment la réunion est complète ; à peine existe-t-il, au niveau du passage du drain, une ligne de bourgeons charnus exubérants. A la partie supérieure, sur une étendue d'un centimètre, la réunion n'a point été obtenue pour la raison que j'ai déjà indiquée. Comme les lèvres de cette espèce d'hiatus s'écartent un peu, je les rapproche avec de la mousseline collodionnée. La *guérison* a donc eu lieu en onze jours, et sans suppuration, grâce à la méthode antiseptique.

Le pansement de Lister avait donc fait merveille, et le résultat obtenu me parut assez beau pour être communiqué immédiatement à la Société de chirurgie. Je le fis d'autant plus volontiers que le crin de cheval n'avait point encore été employé en France pour les sutures et comme drain. D'ailleurs je jugeai le malade entièrement débarrassé de son affection et rien ne pouvait me faire prévoir les accidents qui allaient se produire.

Le 2 mai, je fus informé que mon opéré éprouvait, depuis plusieurs jours, des douleurs lombaires extrêmement vives, et qui, s'irradiant dans le ventre, provoquaient des nausées et même des vomissements. J'allai le voir, mais, malgré l'attention que je mis à l'examiner, je ne pus découvrir dans les apophyses épineuses du rachis aucun point particulièrement douloureux. La pression était surtout pénible au niveau de la masse sacro-lombaire, et la douleur, ainsi réveillée, se propageait vers le flanc. Rien du côté de l'abdomen ; aucune trace de tuméfaction sur le trajet du cordon; la cicatrice du scrotum est dans le meilleur état.

Sous l'influence des préparations de morphine, cet état de choses parut s'améliorer et déjà le malade se croyait hors d'affaire, quand il fut pris de douleurs très-vives dans les cuisses, en même temps les membres inférieurs devenaient le siége d'un œdème très-prononcé. La palpation faisait reconnaître sur le trajet de la veine fémorale un cordon volumineux que l'on pouvait suivre jusqu'au 1/3 inférieur de la cuisse ; la pression était très-douloureuse sur cette ligne ainsi que dans le creux poplité.

Au bout d'une quinzaine de jours, cet œdème, absolument analogue à la *phlegmatia alba dolens*, commença à diminuer ; le membre gauche reprit le premier son aspect normal.

Le malade se plaignit à ce moment d'une toux fatigante, amenant quelques crachats sanglants. Son aspect était mauvais : la peau décolorée, sans avoir de coloration jaune paille ; amaigrissement très-notable. L'appétit est nul ; les digestions sont pénibles et souvent les aliments sont rejetés.

Après que l'œdème eut complétement disparu, les douleurs lombaires et abdominales se montrèrent avec une nouvelle intensité, au point de priver le malade de tout repos. Le ventre était toujours souple, légèrement rétracté, mais je ne pouvais découvrir par la palpation aucune lésion profonde.

Les injections de morphine calmèrent presque complétement les douleurs, et le malade put prendre du repos et quelque nourriture. Mais, le 16 juin, la toux devint continue; elle était suivie d'une expectoration rouillée, souvent sanglante; la voix commença à s'altérer.

Enfin, vers le 20 juin, je parvins à découvrir dans la fosse iliaque droite une tuméfaction profonde, très-dure, qui s'est développée avec une grande rapidité au point d'acquérir environ le volume du poing et de devenir très-facilement accessible. Cette tuméfaction est nettement distincte du canal inguinal et l'on peut dire qu'il n'y a pas trace de récidive locale.

Evidemment le malade va succomber à une généralisation cancéreuse ; mais s'agit-il ici d'une simple coïncidence de la diathèse avec une lésion testiculaire ou faut-il rattacher directement à cette lésion les accidents généraux qui évoluent de cette façon lamentable? Quel rapport trouver entre une hématocèle vaginale et ces signes de la généralisation cancéreuse? Aucun assurément: mais au-dessus de la vaginale ayant subi la dégénérescence cartilagineuse et lui formant comme un chapeau, j'avais rencontré, en examinant la tumeur, un noyau *lardacé*, dont l'aspect était exactement celui de l'encéphaloïde cru. Cet aspect me frappa et je confiai ce noyau à l'un de mes aides pour qu'il en fît l'examen microscopique. Il me fut plus tard dit que l'on y avait trouvé seulement des granulations inflammatoires, mais je demeure aujourd'hui persuadé que l'examen fut incomplet et que, mieux observée, la tumeur se fut révélée avec son véritable caractère de tumeur maligne. Ce fait d'une tumeur du cordon (primitive ou consécutive) coïncidant avec une hématocèle vaginale doit, sans doute, être assez rare, car je n'ai point trouvé d'observation analogue.

Si maintenant je rappelle les phases pronostiques par lesquelles j'étais passé dans ce cas, on verra d'abord que la marche rapide du mal, l'envahissement presque subit du cordon me firent admettre l'idée d'une production maligne; que, plus tard, l'examen de la pièce anatomique, en me montrant la vaginale cartilagineuse limitant une cavité remplie de caillots, me porta à écarter toute idée de malignité. Malheureusement les données cliniques, cette fois comme chez mon premier malade, n'eurent point tort et à cet envahissement anormal, exceptionnel du cordon dans une hématocèle vaginale a répondu ce fait non moins anormal d'un malade considéré comme atteint seulement d'hématocèle et succombant à une généralisation cancéreuse.

Qu'il me soit permis, en terminant, de dire quelques mots d'un symptôme que, d'après M. Gosselin, on s'accorde à regarder comme caractéristique d'une tumeur solide : je veux parler de la fluctuation existant à la partie antérieure de la tumeur. J'avais cru la trouver chez mon dernier malade, alors qu'il n'existait aucune collection liquide en avant de la tumeur : c'était là une erreur d'appréciation qui ne prouve rien contre la valeur du signe. Mais cette fluctuation peut quelquefois exister réellement, sans qu'il s'agisse d'une néoplasie solide. C'est ce que j'observai, pendant mon internat dans les hôpitaux, sur un malade atteint d'une tumeur de la bourse gauche. La fluctuation était manifeste en avant, et ce signe, joint à la dureté, au mode de développement de la tumeur, firent porter le diagnostic de tumeur solide. Le premier coup de bistouri ouvrit une poche remplie de pus et formée entre les couches superficielles du scrotum. Cette fois encore, on avait affaire à une hématocèle.

Versailles. — Imprimerie Cerf et Fils, rue Duplessis, 59.

www.ingramcontent.com/pod-product-compliance
Ingram Content Group UK Ltd.
Pitfield, Milton Keynes, MK11 3LW, UK
UKHW021202230726
13926UKWH00001B/254

9 782014 070866